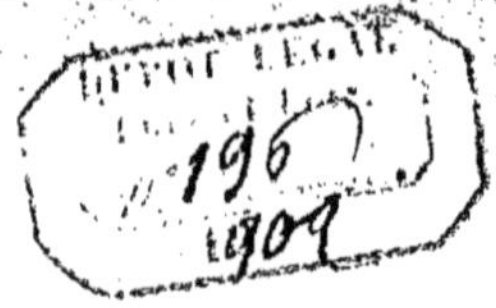

TRAVAIL DU LABORATOIRE DE L'ASILE D'ALIÉNÉS DE RENNES

ÉTUDE

SUR LA

LOCALISATION DES RÉFLEXES

DANS L'AXE CÉRÉBRO-SPINAL

PAR

Le Dr P. LENORMAND

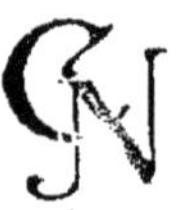

PARIS
C. NAUD, ÉDITEUR
3, RUE RACINE, 3

1902

TRAVAIL DU LABORATOIRE DE L'ASILE D'ALIÉNÉS DE RENNES

ÉTUDE

SUR LA

LOCALISATION DES RÉFLEXES

DANS L'AXE CÉRÉBRO-SPINAL

PAR

Le Dr P. LENORMAND

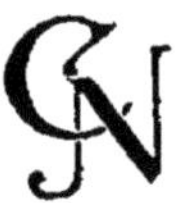

PARIS
C. NAUD, ÉDITEUR
3, RUE RACINE, 3

1902

A MES PARENTS

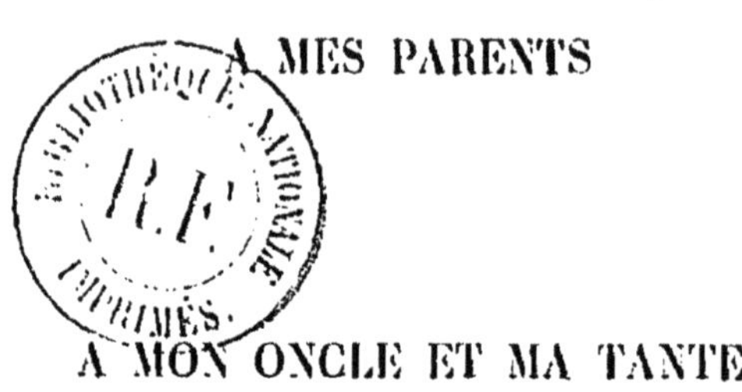

A MON ONCLE ET MA TANTE

Témoignage de reconnaissance.

A MES AMIS

A MON PRÉSIDENT DE THÈSE

MONSIEUR LE DOCTEUR JOFFROY

PROFESSEUR DE CLINIQUE DE PATHOLOGIE MENTALE
MEMBRE DE L'ACADÉMIE DE MÉDECINE
MÉDECIN DES HOPITAUX ET DE L'ASILE SAINTE-ANNE
CHEVALIER DE LA LÉGION D'HONNEUR

A MES MAITRES DE L'ÉCOLE DE RENNES

M. LE DOCTEUR DELACOUR

DIRECTEUR HONORAIRE DE L'ÉCOLE

MM. LES DOCTEURS : PERRIN DE LA TOUCHE,
LHUISSIER, LAUTIER, CASTEX, LEFEUVRE,
FOLLET, DAYOT, LE MONNET, BERTHEUX, BODIN,
BRUTÉ DE RÉMUR, PERRET, CHARDON,
MAURICE DIDE

Ce travail a été fait au laboratoire
de l'asile départemental d'aliénés de Rennes
sous la direction
du Dr Maurice Dide.

ÉTUDE

SUR LA

LOCALISATION DES RÉFLEXES

DANS L'AXE CÉRÉBRO-SPINAL

INTRODUCTION

L'étude scientifique des réflexes tendineux ne commence qu'en 1875.

Quatre grands noms dominent cette étude ; la même année parurent les mémoires de Erb (1), de Joffroy (2), de Schultze et Furbringer (3), démontrant la nature nerveuse du phénomène qui pour exister nécessite l'intégrité de l'arc réflexe. Prévost, de Genève, s'occupa, lui aussi, de la question.

La connaissance des réflexes cutanés est beaucoup plus ancienne et résulte d'un grand nombre de travaux (4).

(1) Erb. *Arch. f. Psychiatrie*, t. V, 1875, p. 792.

(2) Joffroy, *Gaz. de Méd. de Paris*, 1875.

(3) Westphal. *Arch. f. Psychiatrie*, t. V, 1875, p. 803.

(4) Descartes. L'homme, IV, 1640.

Willis, Reddi et Schammerdam, cités par Ch. Richet.

Robert Wytt. Traité des maladies nerveuses, hypochondriaques et hystériques, trad. franç. Paris, 1877.

Les théories destinées à localiser dans l'axe cérébro-spinal les réflexes sont très nombreuses et nous allons

---

PROCHASKA. Commentatio de functionibus systematis nervosi, cap. IV, 1784, p. 159.

LE GALLOIS. Œuvres complètes, annotées par Pariset. Paris, 1824.

LALLEMAND. Observations pathologiques propres à éclairer plusieurs points de physiologie. Paris, 1818.

FODERA. Recherches expérimentales sur le système nerveux. *Journal de Magendie*, 1893.

HERBERT MAYO. Anat. and Physiol. Commentaries. London, 1823.

PARISET. In LE GALLOIS, *op. cit.*, t. I, p. 80.

FLOURENS. Recherches expérimentales sur les propriétés et les fonctions du système nerveux. 2e édit., Paris, 1890.

FLOURENS. Sur la sensibilité des tendons. *Comptes rendus de l'Académie des Sciences*, 20 sept. 1856 et 20 avril 1857.

MARSHALL-HALL. Philosop. transact., 1833, et divers autres mémoires dont un se trouve dans : Aperçu du système spinal. Paris, 1855.

MULLER. Manuel de Physiologie, 1833. Physiologie du système nerveux, trad. franç. par Jourdan.

VOLKMANN. Ueber Reflexbewegungen. In *Muller's Archiv*, 1838 et 1844.

VAN DEEN. Traités et découvertes sur la physiologie de la moelle épinière. Leyde, 1841.

PFLUGER. Die sensorischen Functionen des Rückenmarks.

VULPIAN. Leçons sur la physiologie générale et comp. du système nerveux. Paris, 1866.

BROWN-SÉQUARD. Des rapports qui existent entre les lésions des racines motrices et celle des racines sensitives. *Comptes rendus Soc. Biol.*, 1849, p. 15. Expériences sur les plaies de la moelle épinière. *Ibid.*, 1849, p. 17. Des différences d'énergie de la faculté réflexe suivant les espèces et suivant les âges dans les cinq classes d'animaux vertébrés. *Ibid.*, 1849, p. 171. Notes sur quelques caractères non signalés des mouvements réflexes chez les mammifères. *Ibid.*, 1857, p. 102.

CLAUDE BERNARD. Leçons sur la physiologie et la pathologie du système nerveux, t. I.

SCHIFF. Untersuchungen zur Physiologie des Nervensystems. Frankfort, 1855. Lehrbuch der Muskel und Nervenphysiologie. Lahr, 1858-59.

BUDGE. Nervensystem, t. II, p. 155, 1842. *Comptes rendus de l'Académie des Sciences*, oct. 1858 et 28 février 1859. — Zur Physiologie des Blasenschliessmuskels. *Pfluger's Archiv*, 1872.

très sommairement rappeler les principales, telles qu'elles ont été groupées dans l'important mémoire de CROCQ fils (1).

1° Les réflexes sont des phénomènes purement médullaires dus à la réflexion par les voies courtes des impressions périphériques (théorie des physiologistes à laquelle se rallient PICK, KAHLER et EGGER) ;

2° Les réflexes sont des phénomènes médullaires dus à la réflexion directe par les voies courtes, des impressions périphériques, mais le faisceau pyramidal exerce sur ces réflexes une action d'arrêt (SCHWARTZ, MARIE) ;

3° Les réflexes résultent de deux actions antagonistes, l'une inhibitive, provenant du cerveau, l'autre excitatrice provenant du cervelet (JACKSON BASTIAN) ;

4° Les réflexes sont des phénomènes médullaires dus à la réflexion directe par les voies courtes des impressions périphériques, mais ils nécessitent un certain degré de tonus nerveux des cellules motrices. Ce tonus est entretenu par l'action excitante des racines postérieures et du

---

MASIUS et VAN LAIR. De la situation et de l'étendue des centres réflexes de la moelle épinière chez la grenouille. *Mémoires de l'Acad. de Méd. de Belgique*, 1870.

SETSCHENOW. Physiologische Studien uber die Hemmungsmechanischen. Berlin, 1863.

GOLTZ. Beitrag zur Lehre von dem Funktionen des Nervencentren d. Frosches. Berlin, 1869.

Charles RICHET. Physiologie des muscles et des nerfs. Paris, 1882, p. 659.

(1) CROCQ fils. Physiologie et pathologie du tonus musculaire des réflexes et de la contracture. Rapport au *Congrès* des aliénistes et neurologistes de France et des pays de langue française. Limoges, 1901.

cervelet, par l'action inhibitrice du cerveau (VAN GEHUCHTEN, 1897 et LUGARO) ;

5° Les réflexes constituent en eux-mêmes des phénomènes médullaires, mais les neurones périphériques asservis par les neurones centraux ont perdu leur initiative personnelle (MYA et LEVI, GEREST) :

6° Les réflexes ont leurs centres dans les masses grises sous-corticales (VON MOUAKAR) ;

7° Les réflexes tendineux ont leur centre dans la moelle, leurs voies sont courtes ; au contraire, les réflexes cutanés ont leur centre à la région bulbo-cervico-spinale, leurs voies sont longues. Lorsque cette région est détruite, les réflexes cutanés peuvent cependant se frayer un chemin par les voies courtes : il faut pour cela que l'irritation périphérique soit considérablement augmentée (ROSENTHAL et MENDELSOHN) :

8° Les réflexes tendineux sont spinaux et à court trajet ; les réflexes cutanés sont cérébraux et à long trajet, (JENDRASSIK) ;

9° Tous les réflexes sont corticaux (PANDI) ;

10° Les réflexes tendineux sont mésocéphaliques, les réflexes cutanés sont corticaux (VAN GEHUCHTEN, 1900).

Toutes ces conceptions ont été mises au jour par des neurologistes éminents, par des physiologistes habiles et érudits, et cependant aucune n'est encore arrivée à emporter la conviction à l'exclusion des autres : nous irons même plus loin : des recherches bibliographiques plus étendues permettraient sans doute de trouver encore d'autres théories.

Le grand nombre des théories provient de ce fait que

l'on a mêlé les résultats fournis par l'expérimentation à ceux qu'offre l'observation humaine : or l'expérimentation n'est pas comparable d'une espèce à l'autre ; la physiologie cérébro-spinale de la grenouille, du chien et du singe présente de notables différences. Aussi n'emploierons-nous que des documents fournis par la seule méthode anatomo-clinique, nous gardant d'émettre des théories générales et nous bornant pour le moment à enregistrer des faits, laissant à d'autres, en possession de documents très nombreux, le soin de codifier les résultats obtenus.

Jusqu'à présent on s'est peu occupé de mesures exactes dans l'étude des réflexes et l'assurance qu'un observateur nous donne qu'un réflexe est exagéré ou diminué ne peut être prise en considération qu'autant que cet observateur est très expérimenté et a pu, par l'examen d'un nombre énorme de cas, se rendre compte d'une façon empirique des limites de la normale.

Castex (de Rennes)(1) a construit un appareil pratique qui permet de mesurer exactement quelle force de percussion il faut fournir pour produire le réflexe patellaire. Chardon et Dide ont appliqué cet appareil à l'étude des réflexes chez leurs malades et nous pourrons, dans un certain nombre de cas, fournir une mesure exacte qui nous a été communiquée par ces auteurs.

Pour les réflexes cutanés, il est entendu que la recherche doit en être faite à l'aide d'excitations légères et l'on sait fort bien que les excitations douloureuses peuvent

---

(1) Castex. Mesure du réflexe rotulien. *Revue de Psychiatrie*, février 1902, p. 71-80.

amener des contractions chez des individus dont les réflexes cutanés sont pratiquement abolis.

Dans l'étude qui va suivre, nous commencerons par l'étude des réflexes dans les polynévrites, encore que cette étude ne puisse nous servir qu'assez peu pour la localisation des réflexes. Nous placerons immédiatement après les affections du cervelet, de façon à voir sans interruption les altérations du faisceau pyramidal, les connexions descendantes du cervelet avec la moelle n'étant rien moins que démontrées. Nous verrons d'ailleurs que cet organe ne semble avoir dans l'étude des réflexes qu'une importance tout à fait minime.

ÉTUDE DES RÉFLEXES
DANS LES MALADIES DU SYSTÈME NERVEUX

I. — Polynévrites.

La règle dans les polynévrites est de constater l'abolition ou la diminution des réflexes tant cutanés que tendineux : cette règle comporte cependant un certain nombre d'exceptions.

C'est ainsi qu'on peut observer une exagération des réflexes au début de l'affection (Strumpell, Mœbius, Déjerine) (1).

Decroly (2) signale un cas où le réflexe rotulien est exagéré, le réflexe achilléen diminué, les réflexes plantaires supprimés.

De Buck (3) publie une observation présentant les particularités suivantes :

1°. Dissociation de la sensibilité et des réflexes cutanés ; conservation de la première, abolition ou diminution des seconds.

---

(1) Déjerine. Séméiol. du syst. nerveux. Paris, 1900, p. 998.
(2) Decroly. *Journal de neurologie*, 1901, n° 11, p. 201.
(3) De Buck. *Journal de neurologie*, 1901, n° 8, p. 143-149.

Dissociation des réflexes cutanés et des réflexes tendineux : abolition ou diminution des premiers et exagération des seconds.

3°. Dissociation des réflexes tendineux et du tonus musculaire ; ce dernier ne présente pas d'exagération correspondant à des réflexes tendineux.

Enfin MAURICE DIDE (1) a observé un homme notoirement alcoolique qui, au début, présentait les symptômes suivants : paraplégie presque complète des membres inférieurs avec prédominance de la paralysie au niveau des extenseurs ; abolition complète des réflexes tendineux ; conservation, peut-être même exagération des réflexes cutanés : amnésie continue qui fait qu'à une minute d'intervalle, le malade ne se souvient pas de ce qu'il vient de dire ou de faire. Actuellement cet homme est amélioré ; il a à peu près recouvré l'usage de ses jambes, sa mémoire revient petit à petit, mais l'état de ses réflexes est le même : c'est bien là un cas de psychose polynévritique avec une anomalie du côté des réflexes.

Un cas presque identique est rapporté par Richard SCHULTZE (2).

OBSERVATION I

Un alcoolique, exempt de tare névropathique et de syphilis, présente, avec des troubles intellectuels, une paralysie atrophi-

---

(1) Communication orale.

(2) Dr RICHARD SCHULTZE. Contribution à l'étude de la névrite multiple chez les alcooliques. *Neurologistes Centralblatt.*, octobre et novembre 1885. — Analysé par le Dr AL. ADAM, in *Annales médico-psychologiques*, août 1886.

que très accentuée des quatre membres, sans troubles de la sensibilité ni du sens musculaire. Les gros troncs nerveux sont douloureux à la pression ; les articulations présentent une altération passagère avec fièvre ; le réflexe patellaire fait défaut tandis que les réflexes cutanés sont conservés. L'excitabilité électrique des nerfs et des muscles a disparu ; il y a de la paralysie passagère des deux oculo-moteurs externes. Tous ces symptômes diminuent et disparaissent peu à peu et, au bout de six mois, le patient sort guéri de l'hôpital.

De nombreuses hypothèses ont été émises pour expliquer ces exceptions : nous nous garderons d'en parler, les faits positifs sur lesquels est établie la règle générale étant encore trop peu nombreux pour qu'il ne soit oiseux de chercher à expliquer les exceptions.

II. — Affections du cervelet.

Les expériences des physiologistes ayant permis de supposer que le cervelet joue un rôle important dans la production des réflexes, il était intéressant de rechercher la symptomatologie des lésions cérébelleuses.

Il nous semble d'abord nécessaire d'éliminer les cas de tumeur du cervelet, où la compression des régions voisines peut jouer un rôle et modifier la physionomie clinique : l'hémiasynergie avec hémitremblement signalés dans un cas de tumeur du cervelet par Babinski (1) est

---

(1) Babinski. Hémiasynergie et hémitremblement d'origine cérébello-protubérantielle. *Revue neurologique*, 1901.

un syndrome qu'il est encore prématuré de lier à une insuffisance cérébelleuse. Les cas d'atrophie du cervelet sont d'ailleurs nombreux ; mais l'état des réflexes est trop sommairement indiqué pour qu'on puisse en tirer des arguments de valeur.

Huppert (1), dans un cas où le cervelet était réduit dans toutes ses proportions de moitié, note que les réflexes, la sensibilité et les sphincters étaient normaux.

Schultze (2) constate l'exagération des réflexes tendineux sans clonus du pied chez un homme qui fut trouvé atteint d'atrophie avec sclérose du cervelet et de la moelle allongée. Menzel (3), dans un cas d'atrophie du cervelet et du pont, avait constaté, la vie durant, des réflexes patellaires d'abord exagérés, puis normaux, la sensibilité restant normale. A. Thomas (4), dans sa remarquable thèse, signale plusieurs cas intéressants : chez un individu qui fut trouvé atteint d'une atrophie complète des couches moléculaire, granuleuse et médullaire du cervelet, les réflexes patellaires, d'abord exagérés, revinrent à la normale ; abolition du réflexe plantaire. Nous reproduirons enfin intégralement l'importante observation de Spiller qui est de toutes la plus complète :

---

(1) Huppert. Hochgradige Kleinheit des Cerebellum. Ataktische motilitätslösungen an den Extremitaten und Wirbelsaüle, etc. *Archiv f. Psychiatrie*, 1877.

(2) Schultze. Ueber einem Fall von Kleinhirnschwund mit Degenerationen im verlangerten Marke und Rükenmarke, waischeinlich in Folge von Alkoholismus. *Virchow's Arch.*, 1887.

(3) Menzel. Beitrag zür Kenntnis der hereditären Ataxie ünd Kleinhirnsatrophie. *Arch. f. Psychiatrie*, 1891.

(4) André Thomas. *Thèse*, Paris, 1897. — Le cervelet. Étude anatomique, clinique et physiologique.

Observation II (Spiller) (1).

L... H..., garçon, âgé de 19 ans. — Parents bien portants.

Dans le jeune âge, le dos était faible. Impossibilité de marcher avant 3 ans. — A 5 ans, scarlatine et diphtérie suivies de troubles de la parole : les parents attribuent à ces deux maladies l'affection actuelle.

Pas de convulsions ; vertiges fréquents.

La démarche était incertaine, mais le malade soulevait bien les pieds au-dessus du sol. — Il parlait peu, seulement pour répondre. Il se servait bien de ses mains.

Strabisme interne. — *Réflexes normaux.*

Pendant l'exercice (il faisait de la gymnastique) ses pas étaient courts et rapides, le tronc raide et légèrement penché en avant, la tête inclinée légèrement d'un côté. La notion du temps lui manquait presque complètement.

Mort de tuberculose.

Autopsie. — Microcéphale. — Corps calleux très petit. — Hémisphères cérébraux presque indépendants. — Le cervelet est très petit : ses deux lobes sont de même dimension. — Atrophie de l'hémisphère cérébral gauche.

Sur une coupe au niveau du sillon bulbo-protubérantiel, les pyramides ne proéminent pas, les olives sont peu développées.

Au niveau de la protubérance, les pyramides font saillie ; les fibres transverses du pont sont rares.

Le tubercule quadrijumeau postérieur gauche est plus petit que le droit dans les diamètres transverse et antéro-postérieur. Le pédoncule cérébelleux antérieur gauche et le filet latéral gauche sont plus petits que les droits.

Les pédoncules cérébraux sont petits et l'hémisphère cérébral gauche est moins volumineux que le droit.

---

(1) Cité par Thom...

Le cervelet est diminué dans tous ses diamètres : sa surface est lisse.

La sclérose occupe surtout la partie externe du lobe médian ; à gauche elle enveloppe la partie postérieure du corps dentelé. A droite, il n'est pas atteint. Les couches moléculaire et granuleuse sont surtout développées au sommet des lobules plus qu'à la base.

Les cellules de Purkinge sont nombreuses et de configuration normale.

Dans les aires sclérotiques, toutes les couches de la corticalité ont disparu.

Le tissu de sclérose est un mélange de tissu conjonctif, de vaisseaux, de névroglie.

Le noyau rouge droit est plus petit que le gauche. Les fibres sont égales en nombre dans les 2 noyaux. Le thalamus gauche est beaucoup plus petit que le droit. La différence entre les 2 pédoncules est moins grande que celle des 2 thalamus. L'atrophie du pulvinar gauche est expliquée par l'atrophie de l'hémisphère cérébral gauche. Les noyaux lenticulaires sont égaux.

L'olive inférieure droite est plus petite que la gauche ; elles sont déprimées des 2 côtés ; les plis antérieurs sont le siège de foyers sclérotiques.

Les noyaux juxta-olivaires sont sains.

Le vermis est petit et sclérosé, les noyaux du toit n'ont pas été vus.

Les noyaux de Goll et de Burdach contiennent beaucoup de cellules. Les noyaux arciformes et les fibres arciformes externes sont absents.

Les nerfs acoustiques et leurs noyaux sont normaux.

Les olives supérieures sont intactes.

Le faisceau central de la calotte, sur une coupe passant au point d'émergence des huitièmes paires, est moins coloré que normalement, mais plus haut on ne peut pas suivre la trace des fibres atrophiées. L'anse lenticulaire n'est pas atrophiée.

Les cellules du noyau de Deiters sont nombreuses.

Les pédoncules cérébelleux moyens sont très diminués (stratum superficiale, stratum profundum). Le stratum intermedium ne segmente plus les faisceaux pyramidaux en autant de faisceaux secondaires que normalement.

Le noyau du pont est presque entièrement disparu et les cellules du nucleus reticularis tegmenti ont diminué des deux côtés.

Les corps restiformes sont petits, surtout au niveau des nerfs acoustiques.

Les faisceaux longitudinaux postérieurs, les faisceaux cérébelleux directs, les filets (sauf le latéral gauche), les colonnes latérales antérieures, les tractus pyramidaux sont normaux.

Le corps trapézoïde, les noyaux et fibres des nerfs crâniens sont normaux.

La moelle est normale sauf sur une courte étendue de la moelle dorsale (foyers hémorragiques).

Il nous a été possible de retrouver, dans les observations de l'asile de Rennes, deux cas seulement d'hémorragies cérébelleuses. Dans l'un, il s'agissait d'une femme âgée de 63 ans, atteinte de mélancolie, qui mourut en moins d'une heure sans avoir présenté de mouvements convulsifs ni aucun phénomène moteur, et qui, à l'autopsie, présentait une vaste hémorragie ayant détruit toute la substance blanche du lobe cérébelleux droit et ayant fusé dans le 4e ventricule (1).

Observation III (Inédite) (2).

Une femme de 77 ans, atteinte d'affaiblissement sénile des facultés, présente le 26 novembre 1900 un étourdissement qui

(1) Chardon et Dide. Rapport médical de l'asile public d'aliénés. Rennes, 1901.

(2) Due à l'obligeance du Dr Chardon.

lui fait garder le lit 2 jours ; on constate une légère parésie gauche avec contracture précoce : ces phénomènes sont très passagers.

Le 10 *décembre*, elle a deux nouveaux vertiges suivis encore des mêmes symptômes, d'ailleurs passagers.

Le 15 *janvier* 1901, elle est examinée à nouveau ; on constate chez elle un léger degré de dysarthrie.

Tous les réflexes sont normaux.

Le 8 *février*, nouvel ictus suivi d'hémiplégie gauche complète : mort quelques heures plus tard.

A l'autopsie : athérome cérébral. L'artère cérébelleuse antérieure s'est rompue, disséquant toute la substance blanche ; l'épanchement s'est fait dans le 4e ventricule.

De l'étude des documents qui précèdent, nous pouvons conclure que, chez l'homme, l'atrophie ou la destruction du cervelet ne s'accompagne généralement d'aucune modification dans les réflexes ; exceptionnellement on en a noté l'exagération ; jamais on n'en a observé l'abolition.

III. — Affections corticales et sus-corticales.

Nous supposons que l'étude des lésions du faisceau pyramidal a intérêt à n'être pas scindée. C'est pourquoi nous prendrons ce faisceau au niveau de la corticalité et nous en étudierons les altérations corticales, nucléo-capsulaires, pédonculaires, protubérantielles, médullaires : les lésions bulbaires étant trop rapidement mortelles pour comporter une histoire clinique.

1° *Hémorragie de la dure-mère.*

La pachyméningite de la dure-mère n'est pas extrêmement rare chez les aliénés, mais, dans la majorité des cas, les observations sont très incomplètes. Bouchaud, de Lille (1), en publie un cas avec stertor, abolition de la sensibilité, quelques convulsions, diminution des réflexes cutanés. A l'autopsie, on découvre une poche hémorragique localisée dans la dure-mère à droite et recouvrant les deux tiers externes de l'hémisphère droit.

Observation IV (Inédite) (2).

Hémorragie de la dure-mère. — Attaques épileptiformes.

D... est âgé de 52 ans ; il avait eu jadis des crises d'épilepsie ; il est actuellement dans un état démentiel profond, incapable de se diriger, inconscient de sa situation, ne prononçant que des paroles dénuées de sens ; gâtisme complet.

Le 5 *septembre* 1901, il a 4 attaques épileptiformes généralisées avec perte de connaissance, cyanose, écume à la bouche. Depuis ce moment, il reste au lit, incapable de se tenir sur ses jambes sans cependant présenter d'hémiplégie. Il n'émet plus que des sons inarticulés et est en proie à une agitation incohérente.

Contracture généralisée.

Le malade reste dans cet état jusqu'au 19 septembre, après avoir présenté quelques attaques épileptiformes ébauchées.

Mort à cinq heures du matin.

---

(1) Bouchaud, Pachyméningite hémorragique. *Revue de médecine* 1891.

(2) Due à l'obligeance du Dr Chardon.

A l'autopsie : on constate l'existence d'une vaste hémorragie de la dure-mère à gauche en rapport avec toute la face externe du lobe frontal. Il existe environ 200 grammes de sang liquide contenu dans un dédoublement de la dure-mère.

Le cerveau présente un certain degré d'athérome des artères. Le tronc basilaire est anormal et fait suite à la vertébrale droite ; il croise obliquement la protubérance et vient se diviser à gauche de cette région pour donner les deux cérébrales postérieures. A l'origine, ce vaisseau présente une dilatation anévrysmale pyriforme.

Extérieurement les lobes temporaux sont d'une consistance gélatiniforme anormale.

La pie-mère est épaisse, mais la décortication est facile.

Pas de lésion macroscopique des autres organes.

Observation V (Inédite) (1).

Hémorragie de la dure-mère. — Contractures précoces. — Abolition des réflexes cutanés.

R... Marie, âgée de 77 ans, est atteinte de démence sénile avec excitation maniaque.

Le 11 *novembre* 1901, elle fait un ictus, avec perte de connaissance d'ailleurs passagère, à la suite de laquelle on note de la contracture généralisée plus marquée à gauche.

L'état reste stationnaire ; en février se produisent des escarres sacrées. Les réflexes patellaires sont impossibles à provoquer en raison de la contracture.

Le phénomène des orteils est aboli à droite, en flexion des quatre orteils avec immobilité du pouce à gauche. Le fascia lata ne se contracte pas.

Mort le 28 février.

---

(1) Due à l'obligeance du Dr Chardon.

A l'autopsie : hématome de la dure-mère dans la région pariétale droite s'arrêtant en avant au niveau de la pariétale ascendante et ayant 10 centimètres de diamètre environ ; l'hémorragie est comprise dans un dédoublement de la dure-mère. Il existe en outre une suffusion sanguine de la pariétale ascendante gauche.

Il serait singulièrement prématuré d'édifier une théorie générale sur un nombre aussi restreint de cas et, hormis la contracture précoce déjà classique dans les hémorragies méningées, on peut seulement dire que, dans un certain nombre de cas, les réflexes cutanés sont diminués ou abolis ; cette conclusion est confirmée par des cas cliniques que nous ne saurions toutefois publier, la preuve anatomique de la lésion nous manquant encore.

2° *Hémorragie de la pie-mère.*

Nous n'avons trouvé aucune observation de cette variété où l'état des réflexes fut noté : des cas de cette affection ont été signalés par Prus (1).

Le cas suivant est à peu près unique comme localisation de l'hémorragie.

Observation VI (2).

S... Marie entre à l'asile de Rennes en 1896 à l'âge de 34 ans en proie à un délire mélancolique entretenu par des phénomènes hallucinatoires intenses.

---

(1) Prus. Mémoire sur les deux maladies connues sous le nom d'apoplexie méningée. *Mémoires de l'Académie de Médecine.* Paris, 1845.

(2) Recueillie par le Dr Maurice Dide dans le service du Dr Chardon.

Cette malade tombe rapidement dans la démence.

Le 4 *décembre* 1901, elle fait un ictus avec perte de connaissance.

Revenue à elle, elle est profondément indifférente, pousse des gémissements inarticulés, entrecoupés d'expressions grossières qu'elle répète automatiquement (vilain, salaud). La malade reste généralement dans un état de résolution musculaire assez complet avec hypotonus ; de temps en temps, sans qu'on puisse en trouver la cause, il se produit un accès de raideur généralisée qui dure quelques secondes.

Il est impossible d'affirmer qu'un côté soit plus faible que l'autre; la sensibilité semble partout conservée sauf au niveau du pied droit qui est œdématié.

Léger degré de strabisme divergent dû à une parésie du droit interne droit.

Les pupilles sont en mydriase et réagissent faiblement à la lumière.

Les réflexes tendineux sont normaux des deux côtés.

Les réflexes de Babinski sont en flexion légère.

Les réflexes du fascia lata sont forts.

La température de la malade reste au-dessous de la normale.

La malade reste dans cette situation sans sortir de l'état de demi-stertor où elle se trouve et sans avoir présenté de convulsions ; elle meurt le 6 décembre.

A l'autopsie, on note de la congestion de la dure-mère.

La pie-mère présente de nombreuses hémorragies, surtout au niveau de l'hémisphère gauche; dans cet hémisphère, tout le territoire de la cérébrale antérieure et la plus grande partie de celui de la cérébrale moyenne ont donné lieu à des hémorragies qui ont décollé la méninge, repoussant dans la profondeur la corticalité. Une section faite dans cet hémisphère, à 4 millimètres au-dessus du lobe orbitaire et suivant un plan horizontal, permet d'apprécier le foyer le plus considérable, qui est situé au niveau de la deuxième frontale.

Du côté droit, à la face externe, les hémorragies sont peu nombreuses. Par contre, toute la scissure calloso-marginale est soulignée par une traînée hémorragique. La section des noyaux profonds ne donne lieu à aucune considération d'ordre pathologique.

Il existe au niveau de l'artère vertébrale une anomalie : l'artère vertébrale droite est limitée à un cordon filiforme ; la gauche se continue à plein canal avec le tronc basilaire. L'artère antérieure de la moelle naît de la vertébrale gauche.

L'encéphale pèse 1 350 grammes.

Examen histologique. — Par la méthode de Nissl, on voit toutes les grandes cellules pyramidales frappées de chromolyse, mais le noyau n'est pas altéré : certaines cellules présentent un état embryonnaire, c'est-à-dire que les granulations chromatophiles sont localisées à la périphérie, les régions périnucléaires en étant totalement dépourvues.

Par l'hémalun éosine, on s'aperçoit que la pie-mère est décollée par l'hémorragie et le sang épanché est déjà altéré : les globules rouges sont méconnaissables. La méninge, dans les endroits les moins atteints, paraît épaissie et présente un certain degré d'infiltration embryonnaire.

Les vaisseaux méningés sont énormément dilatés et la congestion est telle qu'il s'est produit par endroits des ruptures : le mécanisme de l'affection peut donc être rapporté à une vasodilatation méningée intense.

Par la méthode d'Anglade et Morel, la névroglie corticale est le siège manifeste d'une prolifération récente.

Il va sans dire que nous ne tirerons aucune conclusion de cette observation unique : elle ne peut que servir à corroborer des observations où la localisation corticale des phénomènes morbides peut être faite sans être étayée par la certitude des constatations anatomo-pathologiques.

3° *Variétés de démence.*

Dans la très grande majorité des états démentiels, à l'exception toutefois des démences maniaques, d'ailleurs très rares, où la diminution des réflexes s'observe parfois, DIDE (1) a noté l'exagération des réflexes patellaires. L'état des réflexes cutanés est variable, mais on observe plutôt l'exagération que la diminution.

Dans la démence précoce à forme catatonique, cet auteur a signalé le syndrome suivant qui a une réelle valeur pour le diagnostic :

Exagération des réflexes tendineux ;

Diminution ou abolition des réflexes cutanés ;

Hypertonus musculaire.

Ces conclusions importantes reposent sur l'examen de 19 cas. Il est d'ailleurs utile de noter que l'abolition n'est pas définitive ; on peut, chez les mêmes malades, observer tantôt l'abolition, tantôt la diminution, et la modification de la réflectibilité cutanée doit être mise sur le compte de phénomènes d'inhibition d'origine corticale.

Il y a lieu de noter encore que la recherche ne doit jamais être douloureuse, car alors on peut arriver à provoquer des contractions qu'un examen normal ne parvient pas à déceler.

CASTEX et DIDE (2) ont appliqué à l'étude des réflexes tendineux chez les déments la méthode des mensurations

---

(1) MAURICE DIDE. Du syndrome réflexe de la démence précoce. *Revue neurologique. C. R. Soc. Neurol.*, 31 mars 1902, p. 286.

(1) Communication orale.

et l'on voit que, dans un très grand nombre de cas, les réflexes patellaires apparaissent sous l'influence d'une percussion équivalant à 32 grammètres. Le maximum se trouve aux environs de 50 grammètres, puis le nombre des cas décroît progressivement, et ces auteurs n'ont trouvé aucune démence où ces réflexes eussent pu être mis en évidence avec une percussion égale ou supérieure à 162 grammètres. Si l'on envisage l'évolution des réflexes normaux, on voit que le maximum des cas se trouve à 130 grammètres et que la moyenne se trouve entre 100 et 175.

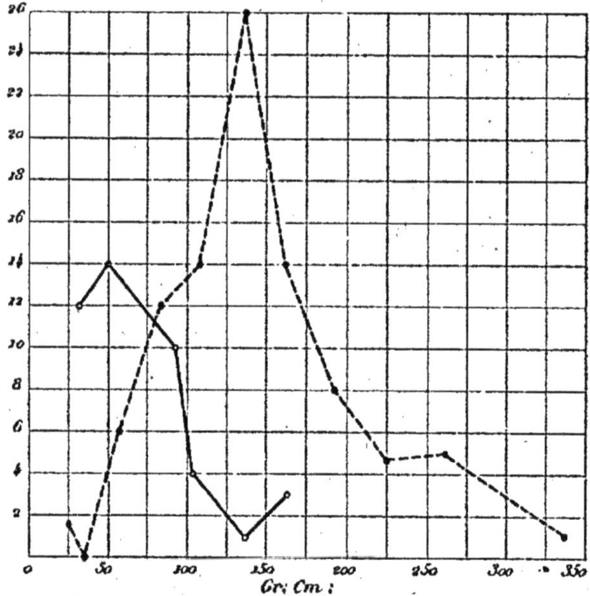

Voici d'ailleurs un tableau dans lequel nous représentons superposées la courbe normale du réflexe d'après Cas-

TEX (1) et la courbe que les auteurs que nous citons nous ont communiquée. Le nombre des cas pour la courbe normale est plus considérable; c'est ce qui explique que l'amplitude en soit plus grande.

Le début de la courbe manque, car l'appareil n'est pas assez sensible pour mesurer les exagérations de réflexes inférieures à 32 grammètres.

Tous les cas de démence (mélancolique, vésanique, précoce) sont réunis.

4° *Paralysie générale.*

Les réflexes tendineux ont été étudiés par SPELLILI, SHAW, JOFFROY, CLAUS, MALI, BIANCHI, BETTENCOURT, RODRIGUEZ, SIEMMERLING, SOLLIER, BRIAND, RENAND (2).

Enfin MARANDON de MONTYEL, dans quatre mémoires successifs, étudie les troubles des réflexes patellaires (3), crémasterien (4), pharyngien (5) et l'évolution comparée de ces réflexes (6) chez les mêmes malades aux trois périodes de la maladie.

Malgré de nombreuses exceptions, il ressort de ces recherches que les réflexes tendineux et les réflexes cutanés évoluent indépendamment les uns des autres; les tendineux s'exagèrent au début de la maladie puis ils redeviennent normaux et peuvent même s'affaiblir.

---

(1) CASTEX, *loco citato*, p. 78.

(2) RENAUD. Étude sur les réflexes dans la paralysie générale progressive. *Th.*, Paris, 1893.

(3) MARANDON DE MONTYEL, *Ann. Med. Psych.*, 1899.

(4) ID. *Arch. de Physiologie*, 1895.

(5) ID. *Ibid.*, 1897.

(6) ID. *Presse médicale*, 10 juin 1899, p. 281.

Mais il faut faire intervenir dans ces modifications tardives des altérations médullaires qui, comme JOFFROY l'a démontré, sont à peu près constantes et sans systématisation bien nette.

Les congestions survenant comme épisodes au cours de la méningo-encéphalite chronique sont plus intéressantes, car les phénomènes sont localisés au niveau de la corticalité, réalisant ainsi les phénomènes pathologiques déjà décrits à l'occasion de l'hémorragie de la pie-mère.

Les vaisseaux de cette membrane sont extrêmement dilatés, des suffusions sanguines corticales sont fréquentes et la physiologie corticale est considérablement modifiée ses fonctions étant pour ainsi dire abolies. Or, dans ces cas, il est à peu près constant d'observer une exagération considérable des réflexes patellaires parfois masquée par un état de contracture précoce : de semblables exemples sont fréquents dans les asiles et cet état d'hyperexcitation réflexe pouvant aller jusqu'à des phénomènes convulsifs suivis ou non d'hémiplégie temporaire (symptôme qui est la preuve indéniable d'altération des cellules motrices), cet état, disons-nous, est un élément très important pour le diagnostic des congestions encéphaliques chez les paralytiques généraux. Ajoutons que, dans ces cas, les réflexes cutanés sont généralement abolis.

5° *Destruction corticale étendue par phénomènes de porencéphalie acquise.*

Nous avons récemment publié une observation, en collaboration avec DIDE, où les phénomènes porencéphaliques avaient détruit la corticalité sur une portion très étendue de l'encéphale. Cette observation mérite d'être rapportée tout au long.

Observation VII (Dide et Lenormand)

Démence organique. — Dysarthrie. — Hémiplégie droite avec exagération des réflexes patellaires et conservation des réflexes cutanés. — Rire et pleurer spasmodiques. — Atrophie complète des lobes pariétal et temporal, des portions externes du lobe occipital. — Dégénérescence lacunaire des corps striés : atrophie du bras antérieur de la capsule interne.

R..., Jeanne-Marie, entre à l'asile d'aliénés de Rennes atteinte de débilité mentale, avec idées de persécution basées sur des troubles du goût la conduisant à se croire empoisonnée. Elle reste dans le même état mental, avec une profonde confusion dans les idées, et présente par intervalles des accès d'agitation incohérente, de 1882 jusqu'en 1892. A cette époque, on s'aperçoit qu'elle est paralysée, sans que le début ait été exactement noté et depuis lors elle reste hémiparésiée du côté droit avec une dysarthrie très accentuée.

Voici, du reste, le résumé de son état, le 15 janvier 1901 : hémiparésie droite complète : il n'existe pas de contractures ; la main droite est généralement relevée sur l'avant-bras, mais cette attitude fixe est facilement vaincue : on a la sensation de la main morte. Cependant, un certain nombre de mouvements sont possibles spontanément, mais très limités et jamais adaptés à une occupation quelconque. Du côté de la jambe, les phénomènes sont moins accentués, la progression se fait assez facilement, mais la malade marche sur le bord externe du pied en fauchant légèrement. Tandis que la force musculaire est très diminuée au bras, elle est presque normale à la jambe où le tonus musculaire n'est pas notablement modifié. Les réflexes patellaire et achilléen sont notablement exagérés, surtout à droite; le réflexe de Babinski est en extension pour les 5 doigts de ce côté : le réflexe du fascia lata est très fort des deux côtés à une excitation faible. La sensibilité, suivant tous ses modes, est notablement diminuée à droite.

A la face, le facial inférieur est notablement touché, les muscles de ce territoire étant restés flasques sans contractures. — Parésie associée du droit externe gauche et du droit interne droit aboutissant à une déviation conjuguée des yeux à droite. — Le pharynx, examiné par M. le Dr Boulay, ne présente pas de lésions. — La langue ne peut être projetée au-dehors et reste contre l'arcade dentaire inférieure.

On note, sans raison, des accès de rire et de pleurer spasmodiques : il est très difficile de dire pendant ces accès si la malade rit ou pleure ; les traits sont déviés du côté sain ; des excitations très légères produisent l'accès alors qu'il manque quelquefois après des réactions douloureuses.

La parole spontanée est possible, mais l'articulation des mots est pénible ; les labiales notamment sont mangées et les syllabes difficiles à prononcer dans les mots d'épreuve.

La malade comprend les questions qui lui sont posées et y répond autant que le lui permet son profond affaiblissement intellectuel.

— Comment vous appelez-vous ?

— Jeanne-Marie R...

— En quelle année sommes nous ?

— En 1857.

Mais bientôt la malade cesse de répondre et retombe dans le mutisme ; elle ne nomme point les objets qui lui sont présentés. La malade ne sait ni lire ni écrire.

En somme, dysarthrie avec probablement cécité psychique sans surdité verbale.

Le champ visuel n'a pu être examiné vu l'état mental de la

malade, mais il est infiniment probable qu'elle présente une hémianopsie gauche, car elle corrige la déviation de ses yeux par l'attitude de sa tête qui est volontairement portée à gauche quand elle veut regarder, bien que les globes oculaires soient encore mobiles sous l'influence de la volonté. C'est donc là une attitude vicieuse destinée à corriger un trouble sensoriel ; la malade place spontanément ses yeux de façon à recevoir la lumière au niveau du point sensible et fait mouvoir ensuite sa tête.

Le 5 *septembre* 1901, la malade ne comprend plus aucune question et ne parle plus ; elle est alitée et complètement gâteuse. Il existe maintenant à la face et au bras droit un degré accentué de contracture qui a respecté la jambe. Les yeux sont maintenant fixés dans leur attitude vicieuse et ne présentent que des mouvements très limités.

L'état cachectique progresse et la malade meurt le 16 mars 1902.

Autopsie de la femme R... (17 mars 1902).

Poumons. — Le poumon droit est très adhérent et atteint de gangrène pulmonaire avec pyopneumothorax et épanchement gazeux infect et nauséabond. Le poumon gauche présente des traces de congestion de la base avec légère broncho-pneumonie.

Cœur. — Poids, 315 grammes. — Athérome aortique.

Foie. — Poids, 1 080 grammes. — Gras et congestif, légèrement interverti. Capsule non adhérente.

Reins. — Poids, 270 grammes. — Droit (150 grammes), plus petit que le gauche (160 grammes). Capsules non adhérentes.

Rate. — Poids, 175 grammes.

Utérus. — Utérus de nullipare.

Ovaires. — Kyste ovarique gauche du volume d'une noix.

Encéphale :

Cerveau gauche. — Le lobe frontal, en avant de la frontale ascendante, est à peu près intact.

La frontale ascendante, dans sa moitié inférieure, est considérablement atrophiée.

Au lobe temporal, la pointe de la 4e et celle de la 5e temporales sont conservées. Toute la portion externe du lobe pariétal, du lobe occipital et du lobe temporal est transformée en une membrane translucide.

Vu par sa face interne, le lobe frontal ne présente aucune altération ; le prolongement de la pariétale ascendante et celui de la première pariétale sont détruits. Le lobe occipital est intact.

Par sa face inférieure, le lobe orbitaire est détruit ; la partie postérieure, à partir du pédoncule des 4ᵉ et 5ᵉ occipito-temporales, est détruite.

La membrane translucide limitant le kyste étant enlevée, on voit plusieurs poches sous-jacentes à la pariétale ascendante et communiquant entre elles et une seule vaste dilatation occupant toute la partie postérieure du cerveau laissant voir à nu le lobe de l'hippocampe parfaitement conservé. Cette portion postérieure semble résulter d'une dilatation considérable de la corne occipitale du ventricule latéral.

Coupes. — Des sections parallèles à la coupe de Flechsig sont pratiquées.

La section passant à 8 millimètres au-dessus de cette coupe montre des noyaux centraux diminués de volume.

Coupe de Flechsig. — La coupe de Flechsig permet de voir que la tête du noyau caudé présente une dégénérescence vacuolaire. Le bras antérieur de la capsule interne est profondément altéré dans toute son étendue. Quelques fibres subsistent au milieu d'un tissu complètement dégénéré (localisation du rire et du pleurer spasmodiques).

Le lobe de l'insula est à peu près détruit, tout au moins très atrophié dans sa moitié postérieure, de même que la partie postérieure de l'avant-mur qui n'existe plus dans sa partie postérieure.

Le segment externe du noyau lenticulaire présente un tout petit foyer lacunaire.

Cerveau droit. — La couche optique ne présente pas d'altérations. Extérieurement, il existe une atrophie marquée au niveau du lobe occipital à sa face externe, résultant probablement d'un vieux foyer de ramollissement à ce niveau.

Les circonvolutions sont ratatinées et présentent une consistance parcheminée.

A la coupe de Flechsig, on note dans le noyau lenticulaire de multiples foyers lacunaires qui dissèquent complètement ce noyau. Des foyers de même nature ont détruit la portion la plus antérieure du noyau caudé.

La couche optique est presque complètement respectée.

Un foyer gros comme la tête d'une épingle noire existe au niveau de l'olive cérébelleuse droite.

Nous ne retiendrons pour le moment de cette observation, évidemment complexe, que la destruction de la corticalité, quitte à prendre en considération ultérieurement les altérations sous-jacentes.

Cette observation à elle seule permet déjà d'affirmer qu'il est irrationnel de *localiser* les réflexes cutanés dans la corticalité. En effet, nous avons vu que les réflexes cutanés chez cette femme étaient normaux des deux côtés, bien que la presque totalité de la région motrice fut détruite à gauche. On conçoit mal comment, si l'intégrité des prolongements corticaux était *nécessaire* à la production des réflexes cutanés, ceux-ci eussent pu être conservés, alors que la corticalité était détruite.

Si nous jetons un regard d'ensemble sur les altérations corticales et sus-corticales, nous voyons que, d'une façon constante, les réflexes tendineux sont exagérés; malgré une bibliographie assez étendue, nous n'avons jamais relevé d'exceptions à cette règle générale. Il semble donc légitime d'affirmer que la corticalité exerce sur la production des réflexes tendineux une action modératrice. Il ne nous appartient pas de rechercher le mécanisme de cette action : les théories d'ailleurs sont éphémères et les faits seuls subsistent.

La question des réflexes cutanés est moins simple, car ici les exceptions sont nombreuses : d'une façon générale les réflexes cutanés semblent abolis dans les lésions corticales et sus-corticales, mais, si nous repassons en revue les différentes variétés anatomo-pathologiques dont l'étude précède, nous voyons que l'abolition des réflexes cutanés constatée ne démontre pas que leur siège soit dans la corticalité. Dans les affections irritatives de la corticalité, alors que la substance grise elle-même n'est pas détruite (hémorragie de la dure-mère) les réflexes cutanés sont en effet abolis. Dans la démence précoce, l'abolition des réflexes cutanés n'est que passagère et sous l'influence de processus d'inhibition.

Dans les autres variétés de démences, alors qu'on n'observe pas de phénomènes catatoniques malgré une gliose corticale intense, on constate le plus souvent une exagération de ces réflexes cutanés. Rien n'empêche d'admettre que le siège des réflexes cutanés étant plus élevé dans l'axe cérébro-spinal, un état d'érétisme fonctionnel des cellules corticales exerce sur ces centres une action inhibitive. Ce n'est là bien entendu qu'une hypothèse et, pour rester dans le domaine des faits, nous avons vu que, dans l'observation VI, une hémorragie de la pie-mère, accompagnée de graves altérations des cellules corticales, permettait cependant la production normale des réflexes cutanés. Nous avons vu enfin que la destruction complète de la corticalité n'aboutissait pas à la destruction ou même à ladiminution de ces réflexes cutanés.

IV. — Lésions des noyaux infracorticaux.

L'hémorragie cérébrale, cause incontestablement la plus fréquente de l'hémiplégie banale, a pour effet de détruire en partie ou totalement les noyaux infracorticaux.

Il y a donc lieu d'étudier l'état des réflexes chez les hémiplégiques. Malheureusement ces recherches, dans les auteurs sont rarement accompagnées du contrôle de l'anatomie pathologique.

Nous citerons, d'après Crocq fils, l'état de la question (1):

« Dans les cas où l'hémiplégie apparaît subitement et s'accompagne d'ictus, il y a, en règle générale, abolition de tous les réflexes ; l'incontinence d'urine qui se produit en même temps prouve qu'il s'agit d'un phénomène de choc nerveux.

Cette abolition dure quelques heures ou quelques jours ; elle peut même manquer, ainsi que Ganault (2) l'a fait remarquer : tout dépend de l'importance du choc.

Plus ou moins rapidement survient l'exagération des réflexes tendineux, qui existe quelquefois dès le début, mais qui se produit souvent lorsque l'influence du choc a disparu.

Cette exagération porte principalement sur le côté

(1) Crocq fils. *Loco citato*, p. 169.

(2) Ganault. Contribution à l'étude de quelques réflexes dans l'hémiplégie de cause organique. *Thèse*, Paris, 1898.

paralysé : Ganault l'a rencontrée 76 fois sur 82 cas d'hémiplégie ancienne, soit 92 pour 100. C'est là un fait que l'on peut constater journellement.

Mais cette exagération n'est pas rare non plus du côté sain : Ganault évalue à 26 pour 100 le nombre des cas où ce phénomène existe : nous croyons que cette proportion est en dessous de la réalité. Chez les malades que nous avons examinés, l'exagération des réflexes tendineux du côté sain existait dans plus de la moitié des cas.

Les réflexes tendineux sont rarement normaux du côté paralysé (4 fois sur 82 cas d'après Ganault); quelquefois ils sont aussi affaiblis (12 fois sur 82) ou abolis (2 fois sur 82) du côté sain.

Les réflexes cutanés sont très variables au début des hémiplégies ; tandis que le réflexe plantaire n'est absent que dans les cas les plus graves, les réflexes crémastérien et abdominal sont généralement abolis ou considérablement affaiblis (Rosenback, Wernicke, Strumpell, Jendrassik, Ganault).

Cet état ne se modifie pas sensiblement par la suite : tandis que les réflexes tendineux s'exagèrent, les cutanés semblent s'affaiblir davantage.

D'après Ganault, le réflexe plantaire, dans l'hémiplégie ancienne, serait affaibli dans 62 pour 100 des cas ; il serait exagéré dans 24 pour 100 et normal dans 13,47 pour 100. Le réflexe abdominal serait aboli dans 45 pour 100 des cas, affaibli dans 33 pour 100 et normal dans 18,5 pour 100. Le réflexe crémastérien serait aboli dans 59,5 pour 100 des cas, affaibli dans 32,9 pour 100 et normal dans 6,3 pour 100.

Du côté sain, les réflexes cutanés ne seraient, pas plus que les tendineux, à l'abri de toute altération. D'après GANAULT, le réflexe plantaire ne serait normal que dans 42,6 pour 100 des cas, il serait plus faible dans 65,8 pour 100. Le réflexe abdominal serait aboli dans 21 pour 100 des cas et affaibli dans 23 pour 100. Le réflexe crémastérien serait aboli dans 39 pour 100 des cas, affaibli dans 41,6 pour 100 et normal seulement dans 26,5 pour 100.

DIDE et LANSEZEUR (1) ont confirmé les résultats précédents. Ils ont retrouvé l'exagération constante des réflexes tendineux dans l'hémiplégie; cette exagération leur a paru plus précoce chez les aliénés que chez les autres individus et l'explication qu'ils en donnent est la suivante : les centres supérieurs jouent chez les aliénés et notamment chez les déments un rôle sensiblement moins considérable que chez les êtres normaux.

En conséquence, les centres inférieurs prennent une autonomie plus grande et l'accident séparant les segments les plus élevés de l'axe cérébro-spinal des segments inférieurs produit un état de choc moins durable que chez les individus qui ont conservé l'intégralité fonctionnelle de leurs centres nerveux.

D'autre part, ces auteurs ont confirmé, après bien d'autres, la très grosse importance du réflexe de BABINSKI dans le diagnostic de l'hémiplégie organique. Enfin, ils

---

(1) DIDE et LANSEZEUR. Étude comparative des réflexes patellaire, de Babinsky et du fascia lata. *Société médico-scientifique de l'Ouest*, février 1901.

ont trouvé les réflexes cutanés généralement diminués par rapport au côté sain, encore que cette diminution soit souvent assez légère. Ces réflexes n'étaient abolis du côté hémiplégié que dans 2 cas sur 15.

Mais il va sans dire que seules les observations suivies d'autopsie et permettant une localisation précise ont une valeur.

Voici d'abord une observation d'hémorragie localisée à la tête du noyau caudé. Des destructions aussi limitées sont, semble-t-il, très rares.

Observation VIII (1)

Hémorragie du noyau caudé gauche. — Exagération des réflexes patellaires. — Diminution du réflexe du fascia lata à droite.

H.-J. M... entre à l'asile de Rennes le 11 mars 1901 ; elle est âgée de 67 ans : elle est atteinte d'affaiblissement intellectuel sénile avec hallucinations de l'ouïe ; quelques vagues idées de persécution ; elle présente un léger degré de dysarthrie peut-être lié à un ictus qui se serait produit quelques semaines avant son admission.

Le 14 janvier 1902, elle fait un ictus avec perte complète de connaissance ; vomissements ; stertor consécutif. Il existe un état de contracture généralisé peut-être plus accentué à droite. — Température 40°,1.

Le lendemain, on note une parésie gauche intéressant le facial inférieur, le bras et, très légèrement, la jambe.

La température devient normale.

---

(1) Recueillie par le Dr Maurice Dide dans le service du Dr Chardon.

Les réflexes patellaires sont exagérés des deux côtés, surtout à gauche.

Le réflexe de Babinski est en flexion à droite ; en extension des 4 doigts, sauf le pouce, à gauche.

Le réflexe du fascia lata est très apparent à droite ; à peine sensible à gauche.

Les choses restent dans l'état, mais la malade s'affaiblit et meurt le 23 janvier 1902.

L'autopsie révèle un état de congestion hypostatique des poumons aux bases, un cœur sans lésions remarquables, sinon un peu d'athérome de l'aorte ; un foie atrophié sans sclérose macroscopiquement visible ; des reins petits avec capsules adhérentes, une rate petite.

L'encéphale est examiné avec soin ; l'hémisphère droit n'offre pas de lésion remarquable ; le gauche, débité en tranches, offre une coupe de Flechsig normale ; une coupe parallèle passant à un centimètre au-dessus, en un point où le noyau lenticulaire est à peine visible, permet de voir une destruction de la moitié interne de la tête du noyau caudé, l'hémorragie étant limitée au niveau du ventricule par l'épendyme respecté. Pas autre chose à noter. Toutes les autres portions de l'encéphale sont restées saines. Une autre coupe, tangente à la partie supérieure du noyau caudé, montre que l'hémorragie n'a détruit que la portion interne de la tête de ce noyau, respectant les parties postérieures.

On doit donc admettre que les lésions du noyau caudé sont accompagnées de parésie des membres du côté opposé avec exagération des réflexes tendineux et diminution des réflexes cutanés.

Au point de vue moteur, cette observation confirme l'hypothèse, émise par Laborde, d'après laquelle les corps striés joueraient un rôle important dans la production de la motilité.

Le fait est d'ailleurs important et bien précis puisque, dans cette observation, les fibres de la capsule interne sont tout à fait respectées.

Il n'y a donc pas lieu de rapporter les phénomènes observés à une destruction des faisceaux cortico-striés. Cependant, dans cette observation, le noyau lenticulaire est intact et, malgré cela, des phénomènes de déficit important se sont produits.

Rappelons encore la précocité de l'exagération des réflexes tendineux qui s'observaient aussitôt après l'ictus, fait qui était déjà à prévoir d'après la théorie, que nous annoncions, de DIDE et LANSEZEUR.

Cependant la théorie qui place dans les noyaux sous-corticaux le siège des réflexes tendineux pourrait encore invoquer l'intégrité de la couche optique et du noyau lenticulaire suffisant à eux deux pour établir un arc réflexe, la couche optique représentant l'élément sensitif et le noyau lenticulaire l'élément moteur. Cette objection tombe complètement devant l'observation suivante :

OBSERVATION IX (1)

Hémorragie ayant détruit tous les noyaux sous-corticaux droits. — Exagération des réflexes tendineux : exagération, puis abolition des réflexes cutanés du côté hémiplégié.

P..., Armand entra à l'asile de Rennes en 1889, à l'âge de 34 ans, dans un état d'agitation violente avec propos incohérents et profonde confusion dans les idées ; il tomba assez rapidement

(1) Recueillie par le Dr MAURICE DIDE dans le service du Dr CHARDON.

dans la démence, passait ses journées à déchirer ses vêtements et à pousser des cris inarticulés ressemblant assez au mugissement d'un veau ; parfois sans raison il frappait ses camarades.

Son examen physique ne révéla rien d'important : sa force musculaire était considérable ; ses réflexes tendineux étaient assez nettement diminués comme cela est fréquent chez les individus atteints de manie chronique. — Sa sensibilité était normale.

Le 24 novembre 1901, il tomba à 8 h. 1/4 du soir, avec perte de connaissance et sans convulsions : il vomit sans avoir repris ses sens.

Examiné une heure après l'accident, on nota une hémiplégie gauche complète, intéressant la face, le bras et la jambe, qui étaient flasques, sauf des accès très passagers pendant lesquels les parties atteintes présentaient de la contracture.

Les réflexes tendineux étaient exagérés à droite et provoquaient de la trémulation épileptoïde du pied à gauche. Le réflexe de Babinski était en extension à gauche et en flexion à droite. — Les yeux étaient déviés à droite.

La sensibilité était notablement diminuée.

Le lendemain, la paralysie gauche subsistait la même, mais l'état des réflexes était modifié.

A gauche (côté paralysé), réflexes tendineux : exagérés.
— — — de Babinski : nul.
— — — fascia lata : nul.
A droite — réflexes tendineux : exagérés.
— — — Babinski : extension des cinq doigts.
— — — fascia lata : contraction très forte.

Strabisme divergeant léger dû à une parésie du droit interne gauche. — Diminution du réflexe cornéen à gauche ; conservation du réflexe lumineux.

Le malade mourut la nuit suivante.

A l'autopsie, on constata que les poumons étaient congestionnés d'une façon intense : du sang rouge s'échappait à la coupe. — Le cœur était volumineux, avec hypertrophie notable du ventricule gauche : il pesait 401 grammes. — Les reins ensemble pesaient 335 grammes ; la capsule en était légèrement adhérente. — La rate n'offrait pas d'altération macroscopique, elle pesait 120 grammes. — Le foie était volumineux et interverti : il pesait 1870 grammes.

Le cerveau, examiné par sa face externe, était très volumineux : l'hémisphère droit était anormalement flasque, et du sang s'écoulait par la fente de Bichat. La coupe de Flechsig permit de voir que les noyaux centraux étaient complètement détruits par une hémorragie récente qui avait labouré toute la partie centrale de l'hémisphère jusqu'au pédoncule cérébral. Cet hémisphère fut placé sous un courant d'eau et débarrassé des caillots sanguins qu'il contenait et on put se rendre compte ainsi qu'il existait à peine des vestiges de toute la portion centrale de l'hémisphère. Le noyau lenticulaire était détruit jusqu'à l'avant mur, méconnaissable.

Le noyau caudé était complètement dilacéré : quant à la couche optique, on en retrouvait quelques fragments adhérents au pédoncule cérébral.

Au point de vue spécial qui nous occupe, cette observation permet de dégager des faits intéressants. Une destruction complète des noyaux centraux, avec interruption à ce niveau de la voie pyramidale, a donné lieu immédiatement après l'accident à une forte exagération des réflexes tendineux des deux côtés et cette modification s'est maintenue jusqu'à la mort. Le réflexe de Babinski, d'abord en extension du côté hémiplégié et en flexion de l'autre, s'abolit ensuite à gauche pour devenir en extension à droite. Le réflexe du fascia lata, d'abord très fort des deux côtés, s'abolit du côté malade pour rester fort du côté sain.

Il demeure donc évident qu'une destruction complète du faisceau pyramidal au-dessous des noyaux sous-corticaux peut coïncider avec l'exagération des réflexes tendineux et même, momentanément du moins, avec la conservation des réflexes cutanés : il est donc matériellement impossible de placer dans les noyaux sous-corticaux le siège des réflexes tendineux.

Nous pouvons encore tirer de cette observation quelques faits intéressants.

Une hémorragie détruisant les noyaux centraux est compatible, au moins passagèrement, avec l'existence des réflexes cutanés. Il est vrai qu'on peut objecter à cela que l'hémorragie s'est faite en plusieurs fois, laissant subsister une partie importante de ces noyaux centraux. Mais si l'on se rapporte à l'observation VII on voit que ces noyaux centraux peuvent être, d'une façon chronique, profondément altérés et laisser subsister les réflexes cutanés.

Il est vrai que, dans ce cas, l'examen de ces réflexes antérieurement à la lésion nous manque, et que les variations individuelles des réflexes cutanés étant considérables, on peut supposer que cette altération a pu provoquer une diminution relative de ces réflexes cutanés. Quoi qu'il en soit, en nous basant sur un très grand nombre de faits cliniques cités antérieurement, il semble manifeste que si ces réflexes cutanés sont généralement diminués par les lésions des noyaux sous-corticaux, ils ne sont presque jamais abolis. En conséquence, il nous paraît tout à fait illégitime de localiser, même à ce niveau, le centre des réflexes cutanés.

V. — Affections de la protubérance.

Les cas sont rares, où des lésions étendues de la protubérance annulaire sont observés avec l'état des réflexes. Nous avons bien trouvé une observation de Larcher (1) où une sclérose générale de la protubérance, chez un enfant, de 13 ans coïncidait avec la conservation « de l'action réflexe », mais à cette époque l'action réflexe se rapportait seulement à l'état des réflexes cutanés.

Vigouroux et Laignel-Lavastine signalent chez un de leurs malades, avec des phénomènes d'hémiasynergie, que la percussion du tendon rotulien gauche provoque une contraction forte du quadriceps droit et aucune contraction du côté gauche, alors que la percussion du tendon droit produit une contraction des 2 côtés.

A l'autopsie, on constate un foyer hémorragique dans le lobe droit du cervelet et un autre ayant détruit la moitié droite de la protubérance.

L'observation suivante nous paraît intéressante :

Observation X (inédite) (2)

Hémorragie du centre ovale droit. — Hémorragie médiane de la protubérance. — Chromolyse de toutes les cellules de cette région respectées par l'hémorragie. — Exagération considérable des réflexes tendineux et des réflexes cutanés. — Parésie sans asynergie. — Pas de tremblements.

L... Armand entre à l'asile de Rennes pour la 3e fois le

(1) Larcher. Mémoire sur un cas de sclérose générale de la protubérance. *Ann. méd. psych.*, 1870, p. 316.

(2) Recueillie par le Dr Dide dans le service du Dr Chardon.

5 août 1893 et est alors âgé de 40 ans. Cet homme est atteint de folie intermittente.

Ses périodes d'excitation durent un mois environ, pendant lesquelles il tient des propos incohérents dus à un trouble profond dans l'association des idées, fait des gestes désordonnés ; puis il revient à l'état normal et reste calme, s'occupant régulièrement pendant 5 ou 6 mois.

Le 28 août 1901, il a deux attaques épileptiformes, à la suite desquelles il présente des phénomènes d'excitation.

Le malade a 3 attaques épileptiformes dans la nuit du 7 au 8 octobre.

Le 18 novembre, on trouve le malade étendu sur le dos, les yeux demi-clos, ne faisant spontanément aucun mouvement ; il semble atteint de parésie généralisée : la force musculaire est partout notablement diminuée, tous les muscles sont en état d'hypotonus. Cependant, la motilité n'est pas abolie : le malade arrive à se tenir debout et même à faire quelques pas en traînant ses pieds à terre ; ses jambes, pendant la progression, sont demi-fléchies, les bras sont tombants, la tête est penchée sur la poitrine ; il n'existe pas de tremblements : les muscles fonctionnent synergiquement.

Pas de signe de Romberg.

La sensibilité est normale partout, à la piqûre et au contact.

Les réflexes patellaires sont extrêmement exagérés et donnent lieu au clonus de la rotule : le phénomène du pied existe. Le réflexe de Babiński est en flexion légère.

Le fascia lata se contracte fortement des 2 côtés, à l'occasion des moindres excitations.

Les réflexes iriens sont normaux.

Les réflexes sont restés les mêmes jusqu'à la mort.

Il n'existe pas de troubles de la parole et le malade répond normalement si on le tire de sa torpeur par une question posée très fort.

Il est complètement gâteux.

Il meurt le 20 novembre.

Autopsie du 21 novembre 1901. — *Poumons.* — Pas d'adhérences pleurales.

A la coupe, congestion intense des deux bases; noyau de pneumonie vers le lobe moyen du poumon droit. Dans toute la hauteur des deux poumons, traces de bronchite.

Cœur. — Le cœur est gros. Il pèse 378 grammes.

On constate de l'épaississement des valvules mitrales et des valvules aortiques.

Artério-sclérose de l'aorte.

Foie. — Le foie est hypertrophié et atteint de dégénérescence graisseuse.

Il est aussi très congestionné. Il pèse 1 605 grammes.

Rate. — La rate pèse 170 grammes. — Elle est congestionnée.

Reins. — Les reins pèsent ensemble 340 grammes. Ils sont congestionnés et atteints d'une légère dégénérescence graisseuse. Décortication facile.

Cerveau. — Le cerveau pèse 1 445 grammes.

Rien à noter dans l'hémisphère gauche.

L'hémisphère droit est débité en tranches parallèles et horizontales. La 1re passe à 1cm,5 de la partie la plus élevée de l'hémisphère : elle met déjà en évidence de petits foyers hémorragiques de la moitié antérieure de la coupe. Une deuxième passe juste au-dessus du corps calleux et met en évidence une lacune hémorragique considérable et s'étendant depuis la partie moyenne de l'encéphale jusqu'à la pointe du lobe frontal sans entamer la corticalité, et plus voisine des circonvolutions externes. Une coupe, passant exactement par la partie supérieure du noyau caudé, montre l'hémorragie se continuant et formant grossièrement un triangle dont un angle touche la tête du noyau caudé sans l'intéresser ; un autre s'arrête avant.

L'hémorragie se continue dans le pédoncule cérébral.

La protubérance et le bulbe sont prélevés, inclus dans la paraffine, coupés en tranches de 1/100 de millimètre et examinés.

A la partie toute supérieure de la protubérance, on met en

évidence une nappe hémorragique ayant grossièrement la forme d'un champignon, dont le chapiteau, dirigé en arrière, va jusqu'au faisceau sensitif et s'étend latéralement jusqu'aux limites de la protubérance : le pied est dirigé en avant et un peu à gauche ; dans les régions voisines, il s'est fait un épanchement en nappe, de sorte qu'une très grande partie des fibres pyramidales est détruite.

Dans cette région, les cellules, même éloignées de l'hémorragie, sont en état de chromolyse : chez certaines, le noyau ne se colore plus.

A la partie inférieure de la protubérance, l'hémorragie se termine, mais elle est portée assez en arrière et la seule portion profonde des fibres motrices est intéressée ; un petit foyer est sous-jacent au 4e ventricule. Les cellules nerveuses sont, dans cette région, très dégénérées.

Dans les coupes sous-jacentes, passant par les parties supérieures du bulbe, les cellules en chromolyse sont devenues fort rares.

Dans cette observation, on peut pratiquement négliger l'hémorragie considérable qui a détruit le centre ovale droit et nous ne tiendrons compte que de l'hémorragie protubérantielle qui vient interrompre le faisceau pyramidal au-dessous de cette région. En effet, si la destruction n'est pas complète, l'état de dégénérescence profond des cellules du pont en dehors du foyer hémorragique est de nature à faire admettre une destruction tout au moins fonctionnellement complète de ce segment du névraxe. Et nous voyons qu'en dépit de cette lésion très importante les réflexes aussi bien tendineux que cutanés sont exagérés.

L'objection qui pourrait être faite est la suivante :

Un certain nombre de fibres du faisceau pyramidal sont conservées et laissent subsister l'arc réflexe. Mais alors on comprend mal comment les réflexes se sont exagérés sous l'influence d'une diminution très considérable des voies qui permettent leur passage.

Ce fait constitue cependant une exception assez curieuse à la règle générale qui veut que les réflexes cutanés soient diminués sous l'influence des lésions sous-corticales. Notons cependant que cette exagération a été précoce et que la survie du malade à partir du moment où l'hémorragie s'est produite a été de 2 jours à peine.

Rappelons également que, pendant les premières heures qui suivirent l'hémorragie nucléo-capsulaire de notre malade, il existait du côté hémiplégié une exagération manifeste des réflexes cutanés et, en conséquence, on peut supposer que contrairement à ce qu'on observe généralement dans l'hémorragie cérébrale pour les réflexes tendineux où il y a une période de choc aboutissant à l'abolition de ces phénomènes, il existerait une période de début pendant laquelle les réflexes cutanés seraient exagérés. Cette hypothèse, nous en convenons, n'a qu'une valeur bien relative pour les cas qui nous occupent, puisque la période d'abolition des réflexes tendineux, malgré la brusquerie de l'accident, a manqué. Quoi qu'il en soit, d'autres observations viendront établir que le dernier fait que nous signalons à l'occasion des lésions de la protubérance est la règle ou l'exception et nous nous contentons de l'enregistrer pour le moment.

VI. — Affections médullaires.

Nous serons bref sur ce sujet, d'autant plus que les résultats acquis sont encore disparates pour la plupart du moins des affections médullaires ; les sections et compressions de la moelle nous arrêteront davantage.

Dans le tabes, les réflexes tendineux sont abolis : les très rares exceptions signalées ont trait à des scléroses combinées (Déjerine) ou à des cas dans lesquels les altérations de la région lombaire sont très peu intenses (Westphal, Erb, Hamilton, Gowers, Berger, Achard et Levi).

Chez les tabétiques devenus hémiplégiques, les réflexes restent le plus souvent abolis. Cependant Taylor, Jackson, Goldflam, Achard, ont signalé la réapparition et même l'exagération de ces réflexes. L'explication de ces faits ne nous paraît pas possible actuellement, car on comprend mal comment, si les voies sensitives sont détruites dans leurs origines, les centres réflexes peuvent être mis en action par la percussion des tendons. Or, c'est précisément la destruction de ces voies sensitives qui permet de comprendre l'abolition des réflexes tendineux dans le tabes, l'arc réflexe étant rompu.

Les réflexes cutanés sont généralement diminués ou abolis. C'est ce que nous avons remarqué dans des cas que nous avons pu observer. Quelques rares exceptions ont été cependant signalées et on aurait noté la conservation et même l'exagération de ces réflexes (Rosenbach (1), Ostankoff (2), Betcherew) (3).

Dans la **maladie de Friedreich**, l'abolition des réflexes tendineux et cutanés est la règle ; quelques exceptions ont cependant été signalées. C'est le plus souvent l'exagération des reflexes tendineux et la diminution des réflexes cutanés qu'on observe dans la sclérose en plaques ; mais il est impossible de tirer de ces constatations des conclusions fermes, car la gliose, fût-elle même étendue à tout un segment, n'amène pas une destruction complète des faisceaux médullaires, n'équivaut pas, en d'autres termes, à une section transversale de la moelle.

Nous avons maintenant à parler des **lésions transversales** de la moelle. Deux théories sont en présence, d'ailleurs parfaitement opposées : pour les uns, les lésions transversales de la moelle provoquent une abolition complète et définitive de tous les réflexes ; pour les autres les mêmes lésions amènent une exagération des réflexes tendineux et une abolition des réflexes cutanés.

La première théorie est étayée par un grand nombre d'observations qui ont toutes, ou presque toutes, trait à des ruptures brusques de la moelle : Kadner (4), Weiss (5), Bas-

---

(1) Rosenbach. Zür Symptomatologie des Tabes. *Centralb. fur Nervenk; u. Psychiatrie*, 1892, p. 192.

(2) Ostankoff. Clinique neurologique. Saint-Pétersbourg, 24 août 1897, et *Rev. russe de neurol.*, 1899, n° 10, p. 799.

(3) Betcherew. *Rev. russe de neurologie*. 1897, n° 9, p. 650.

(4) Kadner. Zur Casuistik der Ruckenmarkscompression. *Wagner's Arch. fur Heilkunde*, 1876.

(5) Weiss. Beitrag zür Lehre von den Reflexen im Rückenmerk. *Medicinische Jahresbücher der K. K. Gesellschaft in Wien*, 1878.

TIAN (1), SCHWARTZ (2), KAHLER et PICK (3), TOTH (4), THORNBURN (5), BOWLBY (6), JACKSON (7), BRUCE CLARKE (8), HERTER (9), VAN REUSELLAER (10), FERGUSSON (11),

---

(1) BASTIAN. Complet transverse softening involving the middorsal region of the spinal cord. Quain's Dictionnary of Medicine, 1882, p. 1480. Paraleses cerebral bulbar and spinal. London, 1886, p. 216-229. On the symptomatology of total transverse lesions of spinal cord with special reference to the condition of the various reflexes. Medical chirurgical transactions, London, 1890, p. 151-217.

(2) SCHWARTZ. Zur Lehre von den Haut-und Lehneureflexen. *Archiv. für Psychiatrie und Nervenkrankeiten*, 1882. Bd., 13, p. 621-655.

(3) KAHLER et PICK. Weitere Beiträge zur Pathologie und psychologische Anat. des Centralnervensystems. *Arch. f. Psychiatrie und Nervenkrankeiten*. Bd., 10-1880.

(4) TOTH. A contribution to the topographical Anatomy of the spinal Cord. St-Bartholomew's Hospital. Reports London, vol. XXI, 1885, p. 137-142.

(5) THOMBURN. Injuries to the cervical region of the spinal cord. Brain. january, 1887. — Spinal localisations as indicated by the spinal injuries. Brain, 1888. — A contribution to the surgery of spinal cord. London, 1889. — The reflexes in spinal injuries. *Medical chronicle*, may 1892.

(6) BOWLBY. On the Condition of the reflexes in Cases of injury to the spinal cord. Medical chirurgical transactions, London, 1890, p. 313-325.

(7) JACKSON. Neurological fragments. *British medical Journal*, mars 1892, p. 487-492.

(8) BRUCE CLARKE. St-Thomas Hospital Report, 1891 (cité d'après BRUNS).

(9) HERTER. Clinical and pathological observations on Cases of injury of the cervical spinal cord. *Journal of nervous and mental disease*, vol. XVI, p. 317-337.

(10) VAN REUSELLAER. The pathology of the Caisson diseases. *New-York medical Record*, 1892. Cité d'après BRUNS.

(11) FERGUSSON. *New-York medical Record*, 1892. Cité d'après BRUNS.

BRUNS (1), HITZIG (2), EGGER (3), HOCHE (4), HABEL (5), MARINESCO (6), BRASH (7), CROCQ fils (8). Un certain nombre d'objections peuvent être faites à cette théorie.

1° Il est indiscutable que les prolongements émanés des racines postérieures se rendent aux cellules motrices des cornes antérieures ; il faut admettre que ces fibres ont une fonction qui ne saurait être que réflexe (STRUMPELL) (9).

2° L'abolition des réflexes consécutive aux sections de la moelle est sous la dépendance des altérations des cellules motrices lombaires, peut-être sous la dépendance

---

(1) BRUNS. Ueber einen Fall totaler traumatischer Zerstörung des Rückenmarkes an der Grenze zwischen Hals und Dorsalmark. *Arch. f. Psychiatrie*, Bd. XXV, Hft. 3. 1893, p. 759-825.

(2) HITZIG. XIX Wanderversammlung der Sudwestdeutschen Neurologen und Irrenärtze in Baden-Baden, 1894. *Arch. f. Psychiatrie*, Bd. XXVI, 1894, p. 587.

(3) EGGER. Ueber totale Compression des Oberen Dorsalmarkes. *Arch. f. Psychiatrie*, Bd. XXVII, 1895, p. 129-171.

(4) HOCHE. Ueber secundäre Degeneration, speciell des Gowersschen Bündels, nebst Bemerkungen über das Verhalten der Reflexe bei Compression des Rückenmarkes. *Arch. f. Psychiatrie*, Bd., XXVIII, 1896, p. 510-542.

(5) HABEL. Ueber das Verhalten der Patellarreflexe bei Querschnittsunterbrechung des Rückenmarks. *Arch. f. Psychiatrie*, Bd. XXIX, 1896, p. 25-60.

(6) MARINESCO. Sur les paraplégies flasques par compression de la moelle. *Semaine médicale*, 13 avril 1898.

(7) BRASH. Hoher Querschnitts Durchtrennung des Rückenmarks mit dauernd aufgehobenen Patellarreflexen. *Deutsche med. Wochenschrift Vereinsbeilage*, 7 juin 1899, p. 123.

(8) CROCQ fils. *Loco citato*.

(9) STRUMPELL. Zur Kenntniss der Haut und Lehnenreflexe bei Nervenkranken. *Deutsche gest. f. Nervenk.* Bd. XV, 1899, p. 271.

de troubles circulatoires (VULPIAN (1), JENDRASSIK) (2). On est obligé d'admettre cependant que les lésions des cellules nerveuses échappent parfois à nos moyens d'investigation car, dans des cas déjà cités de EGGER, HOCHE, HABEL, MARINESCO, BRASH, BRUNS, SANO (3), CROCQ fils, on ne notait aucune altération des cellules de la corne antérieure mais seulement de la colonne de Clarke. D'autre part, les troubles circulatoires semblent insuffisants pour expliquer les phénomènes observés, car la vascularisation de la moelle lombaire est incontestablement sous la dépendance de l'aorte abdominale (STENON) (4).

3° La moelle sous-jacente à une section brusque est dans un état de choc à peu près identique à celui de la portion de l'axe cérébro-spinal sous-jacente à une brusque hémorragie cérébrale sectionnant le faisceau pyramidal dans la capsule interne ; or, dans ces cas, il est classique d'admettre que la période de paralysie flasque est de 2 mois en moyenne (5). La section brusque et complète de la moelle est incompatible avec une survie suffisamment prolongé pour qu'on puisse affirmer que la paralysie flaccide est définitive (DIDE).

La deuxième théorie, qui veut que les réflexes patellaires soient exagérés tandis que les réflexes cutanés sont

---

(1) VULPIAN. Dictionnaire des sciences médicales, t. VIII, 2e série, 1894, p. 509.

(2) JENDRASSIK. Sur la nature des réflexes tendineux.

(3) Cité par CROCQ fils.

(4) STÉNON. Element. miologiae specimen cui accidunt canis carchariae dissectum caput et dissectus piscis ex canum genere. Amsterdamiae, 1667, p. 109.

(5) THOINOT. Manuel de médecine, t. III, p. 226.

diminués ou abolis dans les solutions de continuité de la moelle, nous paraît sensiblement plus solide, à condition qu'on fasse intervenir la lenteur du processus destructif (Raymond et Cestan) (1) (Brissaud et Brecy) (2). Cette théorie est d'accord avec ce que nous fait prévoir l'histologie, avec ce que nous enseigne la physiologie : elle est étayée par des observations qui nous paraissent cliniquement et anatomiquement irréfutables, notamment celles déjà citées de Raymond et Cestan.

---

(1) Raymond et Cestan. Quelques remarques sur la paraplégie spasmodique permanente par tumeur médullaire. *Revue neurologique*, 1902, n° 4, 174-182.

(2) Brissaud et Brecy. Paraplégie flaccide dans un cas de pachyméningite cervicale. *Rev. neurol.*, 1902, n° 4, 169-174.

CONCLUSIONS

I

La localisation des réflexes d'une façon absolue semble être chose impossible, et il est probable que dans l'état normal, chez l'homme, plusieurs segments du névraxe contribuent à leur production.

II

Les réflexes tendineux peuvent incontestablement se produire quand les portions supérieures du névraxe sont détruites. La suppression complète de tous les segments situés au-dessus du bulbe (corticalité, noyaux sous-corticaux, protubérance) entraîne, dans tous les cas que nous avons trouvés dans la littérature ou que nous avons observés, une exagération de ces réflexes.

III

Les destructions lentes et progressives de la moelle aboutissent également à l'exagération des réflexes tendineux.

L'abolition de ces réflexes dans les sections brusques de la moelle doit être attribuée à des phénomènes de choc.

IV

Les réflexes cutanés ne sauraient être localisés d'une façon absolue dans la corticalité, la destruction des zones motrices coïncidant avec la conservation de ces phénomènes ; on s'explique ce fait si l'on veut considérer la corticalité comme un centre diffus, étendu, autant qu'il est possible de donner ce qualificatif au terme « centre ».

Les noyaux infracorticaux semblent jouer un certain rôle dans la production de ces réflexes, car leur destruction coïncide souvent avec la diminution des réflexes cutanés. D'autre part, il ne faut pas nier que la moelle séparée du mésocéphale peut suffire à permettre la production de ces réflexes.

CHARTRES, — IMPRIMERIE DURAND, RUE FULBERT.

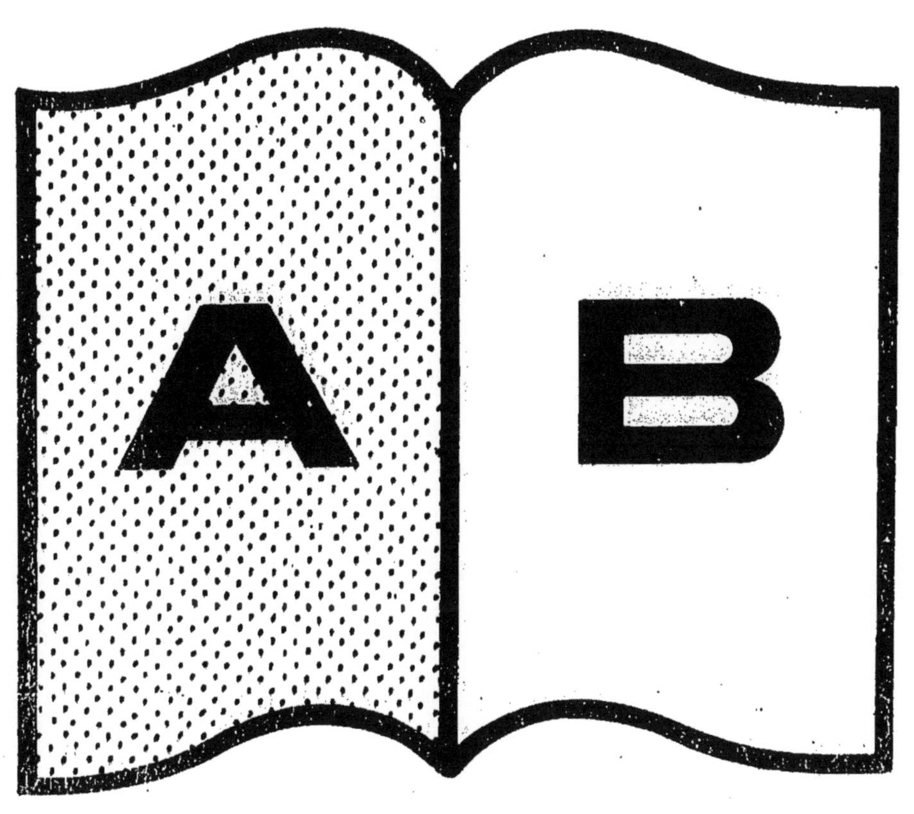

Contraste insuffisant

NF Z 43-120-14

www.ingramcontent.com/pod-product-compliance
Ingram Content Group UK Ltd.
Pitfield, Milton Keynes, MK11 3LW, UK
UKHW021144230726
13926UKWH00002B/908

9 782013 595070